AF311349

RECHERCHES MÉDICALES

SUR

LA PROPRIÉTÉ ABSORBANTE

DES CORNÉES

ET SES APPLICATIONS

au traitement des Maladies des yeux.

PAR

M. LÉPINE, OPHTHALMOLOGISTE.

PARIS

IMPRIMERIE DE MOQUET

92, rue de la Harpe

1857

RECHERCHES MÉDICALES

SUR

LA PROPRIÉTÉ ABSORBANTE
DES CORNÉES

ET SES APPLICATIONS

à la thérapeutique des Maladies des yeux.

PAR

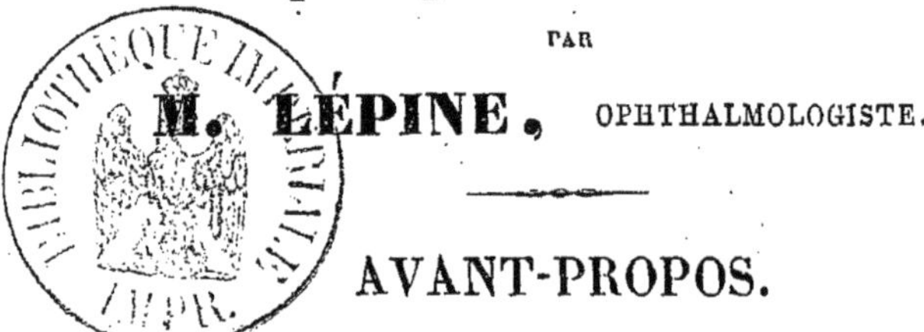

M. LÉPINE, OPHTHALMOLOGISTE.

AVANT-PROPOS.

Avant d'exposer les principes qui m'ont servi de guide dans mes recherches, qu'il me soit permis de déclarer que mon but principal fut, toujours, de consacrer mes découvertes au soulagement de l'humanité et à l'avancement de la science, et que la gloire qui pouvait m'en revenir n'occupait que la seconde place dans mon esprit.

Saisi d'un profond sentiment de pitié, à l'aspect d'un si grand nombre d'enfants et d'adolescents qui, de bonne heure, perdent la vue et sont condamnés à une longue suite de souffrances physiques et morales, je me demandai s'il ne serait pas possible d'adoucir tant d'infortunes par un traitement spécial et rationel.

A la fois chimiste et thérapeutiste, je me dis que, si la sclérotique et la cornée transparente étaient réellement absorbantes, et si, sans inconvénient, les remèdes pouvaient être portés sur les parties affectées de l'œil, on devait espérer une guérison, ou, tout au moins, une grande amélioration; d'autant plus sûrement que les maladies des yeux augmentent et s'aggravent toujours, lorsqu'on les abandonne à elles-mêmes, où qu'elles sont soumises à un traitement vicieux, tandis que les maladies aiguës, et étrangères aux yeux, se guérissent quelquefois en faisant de la médecine expectante, ou en laissant faire la nature toute seule.

Bien que fixé, à peu près, par les effets de la belladonne, et par ceux plus actifs de l'acide hydrocyanique, je me livrai néanmoins, comptant beaucoup sur les propriétés dissolvantes des larmes, dont je m'étais assuré préalablement ; et partant de ce raisonnement que si, dans les ulcères de la cornée, il y a suppuration, que si, dans l'albugo, il y a épanchement d'une lymphe concrescible, il doit y avoir inévitablement absorption, partout où il y a exsudation ; je me livrai, dis-je, à des expériences longues et variées, notamment chez des personnes atteintes de kératites, de staphylomes, d'ophthalmies purulentes, d'hydrophthalmies, d'ulcères, de ramollissements, et d'obscurcissements de la cornée, etc., etc. ; plus tard sur celles atteintes d'amblyopies amaurotiques, et d'amauroses non complètes. Les résultats, bien que je les eusse prévus en partie, furent si heureux qu'ils me donnèrent confiance dans mes vues théoriques.

Ce grand problème médical me parut résolu avantageusement; mais il me restait à créer une thérapeutique spéciale, applicable à chaque nature de maladie, et en parfaite harmonie avec la gravité de l'affection, l'âge, la constitution, et le tempérament du sujet.

C'est seulement après douze années de travaux incessants et d'expérimentations comparées, que, grâce à Dieu, je puis offrir à la science, sinon un travail complet, du moins une indication digne d'elle, et aux malades un moyen de se guérir promptement et radicalement, sans recourir à des opérations douloureuses, sans être obligé à des interruptions ruineuses de travail.

PREUVES DE LA PROPRIÉTÉ

QU'ONT

LES MEMBRANES DE L'ŒIL D'ABSORBER LES MÉDICAMENTS

EMPLOYÉS DANS MON TRAITEMENT SPÉCIAL.

L'œil, cet organe admirable, à la fois si complexe, si délicat et si curieux, a été, dans tous les temps, l'objet d'un grand nombre de recherches.

L'anatomiste, armé d'abord du scalpel, plus tard du microscope, en a étudié et en étudie encore aujourd'hui tous les détails. Le physiologiste, de son côté, a voulu saisir, dans ses dispositions et dans ses éléments, la raison de l'admirable mécanisme de sa fonction. Enfin, le nombre et la variété de ses maladies ont dû nécessairement attirer sur lui l'attention des pathologistes. Aussi, est-ce peut être de tous les organes du corps humain, celui sur lequel se sont le plus exercées les investigations des hommes de l'art. Eh bien, « malgré tant de « travaux anciens et modernes, malgré les ressources de l'ana- « tomie comparée, et nonobstant les dernières tentatives de « l'anatomie microscopique, il règne encore sur plusieurs « points de son histoire une obscurité et une divergence d'o- « pinions qui, bien probablement, ne disparaîtront pas de « longtemps... » Voilà ce qu'écrivait Ph. Bérard il y a environ dix ans, et cette vérité est encore incontestable aujourd'hui.

Depuis cette époque, l'oculistique n'a fait aucun progrès, et si on ne peut nier que quelques ophthalmologistes, Velpeau, Gosselin, Rognetta, Serres d'Uzès, Carron de Villars, Desmarres, Sichel, etc., etc., n'aient publié des travaux remarquables, il faut convenir aussi que les recherches de ces auteurs ont eu pour but plutôt le diagnostic des maladies de l'organe de la vision que la thérapeutique, qui est toujours restée à peu près incertaine.

Ces travaux dénotent-ils un véritable progrès? Nous serions presque tentés de répondre par la négative; car si d'un côté ils constatent les recherches pénibles et minutieuses des hommes de l'art, de l'autre, ils sont une preuve bien évidente de leur impuissance pour la guérison de ces affections. Et qu'importe, après tout, au malade que l'on donne à son état pathologique un nom plus ou moins scientifique et mystérieux, si, après l'interrogatoire et l'examen, on conclut par le mot *incurable !* Triste consolation que celle de connaître l'état pathophysiologique de ses yeux au moyen de l'ophthalmographe, et rien de plus.

Nous avons écrit ces quelques lignes pour faire voir combien sont importantes les découvertes oculistiques qui peuvent avoir des déductions thérapeutiques, des avantages pour la guérison des maladies des yeux. Cela dit, entrons dans la question principale qui fait l'objet de ce travail, c'est à dire l'*Absorption*.

On peut définir l'absorption, cette action particulière aux tissus du corps humain, qui leur fait absorber certaines substances médicamenteuses placées à leur surface, d'où ils s'introduisent au milieu de ces tissus.

Nous avons donné à cette définition le plus d'étendue possible; il y a, en effet, plusieurs espèces d'absorption, telles que l'absorption alimentaire ou digestive ; l'absorption aérienne ou respiratoire ; l'absorption appelée par Hunter interstitielle, par Bichat nutritive, et désignée par Buisson sous le nom d'absorption organique.

Telles sont les absorptions que l'on peut regarder comme constantes et comme faisant partie intégrante du mécanisme alimentaire. Mais il y a, en outre, une seconde classe d'absorptions ; ce sont celles qui ne se produisent qu'accidentellement dans l'économie de l'homme. On peut aussi en distinguer de deux ordres : une externe et une interne, selon que la matière absorbée est prise au dehors, ou provient de l'économie elle-même. Nous n'avons pas à nous préoccuper de cette dernière ; l'autre, l'absorption accidentelle, ne peut se faire que par les surfaces extérieures de notre corps, celles qui sont naturellement en contact avec des substances étrangères, savoir : la peau et l'ensemble des membranes muqueuses.

L'absorption cutanée ne peut pas être révoquée en doute. Les observations de Paracelse, de Fontana, de Keil, de Goster, les expériences de Simpson, et, enfin, celles de Bichat, rendent ce fait incontestable. Cependant, il faut reconnaître que cette absorption n'a lieu le plus souvent que lorsque la matière est parvenue sous l'épiderme, et est de nature à le détruire, et à mettre à nu l'orifice des vaisseaux absorbants, comme le dit M. Adelon dans le passage qui suit :

« L'épiderme est véritablement un obstacle que la nature « s'est ménagé pour limiter l'action absorbante de la peau, et « nous affranchir des dangers continuels que cette absorption, « si elle eût été active et facile, nous eût fait sans cesse courir. »

L'absorption muqueuse, plus active encore que l'absorption cutanée, est, comme cette dernière, incontestable.

Nous venons de passer en revue, sommairement et rapidement l'état actuel de la science sous le rapport des absorptions. On a bien dit qu'il n'est aucune partie du corps de l'homme qui n'effectue l'absorption des substances étrangères qu'on met en contact avec elles ; c'est, en effet, ce qu'on observe sur les surfaces séreuses, dans les aréoles du tissu cellulaire, dans le parenchyme même de tout organe. — Mais cette action absorbante a-t-elle été étudiée sur les surfaces fibreuses, ou du moins considérées comme étant de cette nature, telles que la sclérotique et la cornée transparente ? Une expérience, répétée bien des fois, aurait dû mettre sur la voie ; nous voulons parler de la goutte d'acide prussique mise sur le globe oculaire. Tout le monde sait que la mort est instantanée, et bien plus foudroyante que si le poison avait été mis en contact avec les muqueuses de la cavité buccale, et, à plus forte raison, avec la surface cutanée.

Un physiologiste distingué, après avoir rendu compte de cette expérience dit que : « la mort est si prompte, l'action de « l'acide hydrocyanique est si terriblement funeste, qu'il est « presque tenté de croire qu'il n'y a pas d'absorption. » Pourquoi ce célèbre professeur n'a-t-il pas cru que le résultat était dû à une activité absorbante de la conjonctive, de la cornée ou de la sclérotique, plus grande qu'elle n'est dans les autres tissus du corps humain, au lieu d'insinuer que le temps aurait été insuffisant pour une absorption ordinaire ?

M. Gosselin, dans son remarquable Mémoire lu à l'Académie,

le 7 août 1855, a parlé de l'absorption de la cornée transparente, en citant à l'appui l'expérience concluante de la belladone, dans laquelle expérience il fut aidé, dit-il, par deux confrères non moins distingués dans les sciences, MM. Bussy, père et fils. Mais M. Gosselin n'a jamais tenté d'en faire l'application à la thérapeutique oculaire ; c'est pourtant à ce point de vue que cette propriété absorbante aurait dû être étudiée.

L'absorption, en effet, considérée dans ses rapports avec la guérison des maladies des yeux, pourrait donner lieu à des considérations de deux ordres; d'une part en effet, l'absorption comme pouvant faire disparaître ou modifier avantageusement les lésions matérielles que les maladies ont laissées après elles ou qui les constituent; d'une autre part, comme pouvant introduire dans l'économie ou dans les tissus de l'économie les substances médicamenteuses à l'aide desquelles nous nous proposons de remédier aux lésions qu'elles occasionnent.

« Si l'on considère que les progrès de l'anatomie pathologi-
« que ont considérablement restreint le nombre de ces affec-
« tions que l'on croyait pouvoir appeler maladies *sine materia*;
« que presque toujours nous voyons quelque chose en plus dans
« un organe qui a été lésé, soit que des liquides y aient été
« exhalés en plus grande quantité, ou qu'ils s'y soient extra-
« vasés, soit que des produits organiques nouveaux, ou même
« de véritables tissus y aient été formés, on concevra l'impor-
« tance immense de l'absorption dans le rétablissement de l'or-
« gane à sa texture et à ses dimensions primitives. (Adelon,
« Dictionnaire en 30 vol.,t. 1.)

La propriété qu'ont les membranes extérieures du globe oculaire d'absorber les substances mises en contact avec elles, peut être bien démontrée : 1° par induction et anatomiquement ; 2° par expérimentation ; 3° enfin, par les résultats thérapeutiques que nous avons obtenus et que nous obtenons tous les jours de cette propriété.

L'action absorbante de la conjonctive ne peut pas être mise en doute ; c'est une membrane muqueuse, et il ne peut y avoir de contestation à ce sujet, elle est recouverte sur ses deux surfaces de vaisseaux absorbants en assez grande quantité. Quant

à la sclérotique et à la cornée transparente, pourquoi n'auraient-
elles pas la propriété dont nous parlons ? Nous n'avons pas à
rechercher si ces deux membranes sont identiques ; si elles n'en
forment réellement qu'une seule, ou bien, si, comme nous
sommes portés à le croire, elles sont bien distinctes l'une de
l'autre. La première, la sclérotique de nature fibreuse, la
seconde, privée de la plupart des éléments ordinaires de l'or-
ganisation, composée seulement en grande partie de fibres
transparentes, peut être considérée comme un tissu sans analogue, doué d'un mode de vitalité qui lui est propre ; mais ces
membranes contiennent-elles des vaisseaux absorbants, lymphatiques ? Nous savons bien que plusieurs anatomistes nient
leur existence. « Lorsqu'on pique, dit M. Sappey, la cornée
« avec la pointe d'un tube à injection mercurielle, le métal se
« répand et s'infiltre dans les aréoles des fibres ; mais il faut
« n'avoir jamais vu de réseaux lymphatiques, ou les avoir vus
« avec des yeux bien distraits, pour retrouver dans une infil-
« tration semblable un réseau de cette nature. » D'un autre
côté, Fohman, Arnold, Breschet, affirment les avoir observés,
et, de nos jours, plusieurs anatomistes persistent encore à les
admettre. Telle est aussi notre opinion ; car il nous semble que
M. Sappey n'a pas le droit de les rejeter, parcequ'il n'a pas pu
les démontrer par l'injection.

Tous les anatomistes savent combien l'injection au mercure
dans les vaisseaux lymphatiques est sujette à difficultés ; aussi
malgré le talent et l'adresse de M. Sappey, malgré les belles
préparations des vaisseaux absorbants que, comme tout le
monde, nous avons admirées, il nous semble que la question
n'est pas encore jugée. Or, nous partagerons l'opinion de
M. Breschet, qui affirme les avoir observés, jusqu'à ce que l'on
se soit livré à de nouvelles expériences. Enfin, alors même que
les cornées transparente et opaque seraient privées de lymphatiques, ne pourrait-on pas supposer que l'absorption se fait et
a lieu par un moyen particulier à ces tissus.

Nous ne voulons pas parler ici de l'action que l'on a attribuée
aux vaisseaux veineux ; ce sujet nous entraînerait trop loin ;
mais nous ne serions pas éloignés de penser que de même que

la cornée est, comme nous l'avons dit, un tissu sans analogue, de même aussi son action absorbante s'opère (en supposant même l'absence des vaisseaux lymphatiques) , sous une influence et d'une manière qu'il ne nous est pas donné de déterminer. Cette opinion qui est, il est vrai, toute hypothétique, et que nous n'émettons qu'à titre d'inventaire, nous est suggérée par les résultats thérapeutiques que nous ne cessons d'obtenir à la suite des nombreuses expérimentations que nous faisons tous les jours par le procédé suivant :

Prenez un petit pinceau, humectez-le légèrement , imprégnez-le de sucre candi, pulvérisé finement avec les substances propres à combattre la nature de la maladie ; appliquez-le sur la partie affectée, ou sur la cornée transparente ; remuez légèrement le pinceau de manière à ce que toute la surface de cette membrane soit en contact avec la poudre. Après un moment de quelques secondes, retirez le pinceau; il n'y reste plus rien ; tout ou à peu près, a été absorbé ou dissous. Cette expérience est concluante, chacun peut la repéter avec succès, et cela sans crainte de léser l'organe de la vision.

Depuis dix ans et plus que nous traitons les maladies des yeux par ce procédé d'absorption, il ne nous est jamais arrivé un accident, indépendamment du soin et de l'habitude opératoire que nous portons dans l'application de nos pansements. Il serait à souhaiter qu'on pût en dire autant de tous les autres moyens thérapeutiques.

Que l'anatomie, avec les moyens plus ou moins ingénieux, laisse encore la science dans l'incertitude de l'absorption des membranes fibreuses de l'œil ; c'est néanmoins sur cette propriété organique que nous fondons depuis déjà longtemps notre médication spéciale. Des médicaments réduits en poudre, appropriés à la nature et aux circonstances de l'affection actuelle et appliqués au pinceau sous les paupières, tel est le résumé d'un procédé qui compte des résultats dignes d'être pris en considération par tout le monde. Nous aurions été heureux de pouvoir joindre le témoignage de l'anatomie à celui de la thérapeutique; mais entre les deux, on nous permettra de préférer le témoignage de celle-ci.

Au lieu de parler des nombreuses guérisons que nous avons obtenues dans des maladies réputées incurables, ou qui, selon l'avis des médecins compétents, ne pouvaient être guéries que par une opération plus ou moins sanglante, examinons comment ces résultats ont pu être obtenus.

Si l'affection existe dans les cornées, il est évident qu'en mettant en contact un médicament plus ou moins actif, suivant la nature de la maladie, cette substance aura une action immédiate ; en outre, elle traversera la cornée, passera dans les chambres antérieures et postérieures, et portera son action soit sur l'iris, soit sur la pupille, soit sur le cristallin, et ne tardera pas enfin à réagir sur les membranes qui enveloppent toutes ces parties et sur la rétine elle même.

Pour arriver à ce but, il s'agissait de trouver, non la Lime d'or de l'immortel Béer, mais des substances actives et capables d'agir *loco dolenti* ; qui ne pussent en aucune manière nuire aux divers milieux qu'elles avaient à traverser. C'est de ce côté que se sont dirigées surtout nos investigations, et nous pensons être arrivé à ce résultat. Nous en parlerons un jour prochain en étudiant la nature des affections oculistiques, et l'action des médicaments sur ces affections.

En indiquant les différents milieux que la substance, mise en contact avec les cornées, a quelquefois à traverser pour exercer son action médicatrice, nous avons omis de dire, et ceci viendra encore à l'appui de notre opinion, que plus la portion d'organe malade est profondément située, plus la guérison est longue à obtenir. Ceci est facile à concevoir et n'a pas besoin, ce nous semble, de commentaire.

Terminons, maintenant, par quelques faits choisis entre mille ; nous ne les citons que pour servir de preuve thérapeutique à la propriété absorbante des cornées et montrer les avantages que peut retirer la médecine ophthalmologique de notre médication spéciale.

OBSERVATIONS.

1re *Obs.* Cas rare. M. M. D..., d'abord peintre, puis homme de lettres, rue d'Arcole, n° 19, à Paris, âgé de 45 ans ; constitution bonne, tempérament bilioso-nerveux, habitudes actives et très-laborieuses.

Amaurose irritativo-congestive, torpide presque, vue vague, incertaine, avec hébétude ; yeux creux, plus petits, atrophiés, etc. Voici les débuts de l'affection selon le malade.

« Un jour, en travaillant à un tableau, il a vu tout à coup apparaître devant ses yeux un nuage de gros flocons jaunes, autour desquels voltigeaient plusieurs filaments de même couleur. Bientôt après ces flocons jaunes se condensèrent pour faire comme un assemblage de nœuds ; en même temps une foule de points grisâtres vinrent se joindre aux filaments ci-dessus.

Dans cet état, M. M. D... fut obligé de renoncer à la peinture ; tout travail de la vue ne faisant qu'augmenter sa maladie.

Il essaya d'écrire alors, dans l'obscurité, au moyen d'une mécanique de son invention, et composa ainsi ses premières pièces de théâtre.

Plus tard, le repos donna à M. M. D .. la faculté de pouvoir supporter le jour ; mais il n'y arrivait que graduellement, et en se distribuant peu à peu la lumière par le secours de plusieurs rideaux interposés.

On comprend que des yeux atteints d'une telle sensibilité, ne permissent au malade qu'un travail très aisé, et souvent interrompu, à certains jours, etc. ; à peine s'il pouvait travailler une heure.

Il va sans dire que M. M. D..., s'adressa à toutes les célébrités de la science médicale ; mais il lui fut répondu qu'il était atteint d'une amaurose incurable, dont il devait prendre son parti. On essaya cependant divers traitements, qui demeurèrent sans résultat.

Dix-huit années s'écoulèrent sans que M. M. D... éprouvât le moindre soulagement. Au contraire, vers le commencement de 1856, ses yeux déclinèrent en force, et le nombre des points noirs qui les obstruaient, allait toujours en augmentant. En outre, quand il écrivait, un cercle brun foncé se formait autour de sa plume, et une foule d'étincelles violettes croisaient son papier.

Ce fut à cette époque que M. M. D... recourut à notre médication spéciale. Après un traitement suivi de huit mois environ, M. M. D... sentit sa vue se raffermir ; les flocons jaunes et noirs perdirent de leur largeur et de leur opacité, et il trouva la force de travailler jusqu'à huit et dix heures par jour.

La lumière du jour, qu'il ne pouvait supporter le matin avant onze heures ou midi, il l'affronta, sans hésitation et sans souffrance, dès sept heures du matin.

Les étincelles qui accompagnaient souvent les boules noires disparurent peu à peu.

« Aujourd'hui, M. M. D... est en voie de guérison assurée ; ses yeux sont plus ouverts, moins creux, le vague, l'incertitude et l'hébétude de la vue, n'existent plus. Il voit de très loin, comme avant la maladie.

2ᵉ *Obs.* M.G..., âgé de 24 ans, rue de la Comète, n° 12, employé au ministère de la maison de S. M. l'Empereur, est d'une constitution délicate et d'un tempérament lymphatico nerveux.

Diagnostic : amblyopie amaurotique, avec des nébulosités dans les milieux réfringents, et dilatation outrée des pupilles.

Commémoratifs fournis par le malade :

« Il était étudiant en droit à Strasbourg, en 1852. C'est à cette époque qu'il ressentit de violentes douleurs intermittentes dans les yeux.

« Traité par le sulfate de quinine, M. G... entrait en convalescence, lorsqu'à la suite d'une excursion, où ses yeux affaiblis eurent à subir deux heures d'un vent violent, il fut frappé d'une faiblesse de vue qui résista à tout traitement.

« M. G..., espérant sa guérison d'une science spéciale, vint à Paris, où il consulta les médecins oculistes en renom. Pommades, bains, collyres, frictions, etc., n'obtinrent aucun résultat au moins durable.

« M. G... réputé incurable par plusieurs praticiens célèbres, désespérait de sa vue, lorsqu'il essaya de nos procédés.

« Huit pansements par les procédés d'absorption produisirent une amélioration si sensible, que M. G..., dont la vue était excédée par une demi-heure de lecture ou d'écriture, put accepter un emploi au ministère de la maison de S. M. l'Empereur, l'assujettissant à sept heures constantes d'application.

De tels résultats sont la meilleure sanction des procédés que nous fondons sur l'absorption des membranes oculaires.

3ᵉ *Obs.* Cas très-extraordinaire. M. A. B..., âgé de 16 ans, constitution bonne, forte, tempérament lymphatique, rue du Chemin-Vert, n° 53. Élève du séminaire de Saint-Nicolas du-Chardonnet.

Diagnostic : staphylome avec hydrophthalmie de l'œil gauche ; la maladie remonte à sept ans. Kératite scrofuleuse, avec taie, et ulcères de la cornée de l'œil droit.

Lorsque ce jeune homme, accompagné de son père et de sa mère en pleurs, se présenta à nous, pour être soumis à notre traitement spécial, il était presque aveugle, et avait été forcé, par conséquent, de quitter le séminaire.

Quatre ans de soins spéciaux n'avaient eu aucun résultat heureux. Son affection, au contraire, avait tellement empiré, que l'œil gauche avait pris un développement alarmant, et que l'œil droit était complètement couvert par un épanchement de lymphe plastique.

Après une vingtaine de pansements par les procédés d'absorption, le volume de l'œil gauche avait sensiblement diminué, et l'œil droit s'était éclairci, à tel point qu'il commença à distinguer les lettres des enseignes. Dès le troisième mois, il lisait et écrivait assez aisément, et au sixième, il rentrait au séminaire pour reprendre le cours de ses études.

Aujourd'hui la guérison est presque complète, de l'œil droit.

L'œil gauche est débarrassé du staphylome, notamment dans la partie extérieure. La partie inférieure était couverte par une petite exubérance, remplie d'humeur et aqueuse qui fut vidée par sa ponction.

M. A. B. . voit aussi bien, et même mieux, de l'œil gauche que de l'œil droit.

Ce fait prouve incontestablement que les staphylomes et les hydrophthalmies peuvent céder au traitement que nous avons fondé sur l'absorption de la cornée.

(Extrait de la Revue Médicale.)

CITATIONS NOTABLES

DE QUELQUES MALADES TRAITÉS AVEC SUCCÈS

A PARIS.

1° Mme de Rouffiac, rue Godot de Mauroy, n° 1, — amaurose avec des nébulosités dans les milieux refringents, vue vague, et incertaine; guérie.

2° M. Maurin, négociant, rue des Vieilles Haudriettes, n° 4, pour sa demoiselle; ophthalmie scrofuleuse; guérie.

3° M. André, chef de la pension de la rue Turgot, n° 20; amaurose, cécité de l'œil droit depuis cinq ou six mois, aujourd'hui il lit et écrit de ce même œil, après onze mois de traitement.

4° M. Paul Magnol, ex-employé du ministère des finances, rue Bergère : n° 9, épiphora avec une fistule dans l'œil droit, et une hydrophthalmie sous-sclérotidienne, œil noir par l'abus du nitrate d'argent, que pendant quatre ans on lui a administré... État désespérant, souffrances atroces, lorsqu'il était debout ou assis, de sorte qu'il était condamné à rester au lit, ou sur un canapé... Aujourd'hui plus d'hydrophthalmie sous-sclérotidienne, l'œil a repris son état normal, et M. Magnol vaque à ses affaires depuis six mois et demi, il n'a que sept mois de traitement.

5° M. Bigoudot, rue du Cherche midi, n° 33, ex chef de division à la Préfecture, aujourd'hui, au ministère de l'intérieur... Amaurose et adhérence de l'iris avec le cristallin. Après deux mois de traitement, il a repris ses travaux.

6° M Arthur Julin, passage de l'Opéra, 10 : amaurose avec vacillation névralgique des paupières, cas très grave, en raison de la cause; guérison; il reste seulement et périodiquement un peu de vacillation que nous vaincrons.

7° M. Delanoue, de l'administration télégraphique de M. Havas; amblyopie amaurotique, guéri complètement.

8° Mme Poisseuil, fleuriste, rue Notre-Dame-de-Nazareth, n. 55; amblyopie amaurotique complète; guérie radicalement.

9° M. Dugelay, marchand de lingerie, rue de Cotte, n. 4, ou 14, faubourg Saint-Antoine, pour ses deux demoiselles amaurotiques, notamment la petite Louise, dont l'œil droit commençait à s'atrophier; guéries.

10° Mme Zahn, rue du Château-d'eau, 34, kératite scrofuleuse avec des ulcères profonds de la cornée transparente, et déformation ; comme aveugle depuis six mois, guérie ; aujourd'hui elle lit et brode.

11° Mme sœur Sabine, fille de la Croix; amblyopie amaurotique, avec mouches volantes, filets entrecroisés, bleuettes, pointes noires, flammes entourées d'auréoles, obscurcissements périodiques, fatigue, décadence quotidienne de la vue ; guérie en quatre mois.

12° Mme Ravoisier, marchande de fruits, rue de l'Echiquier, 34, amaurose bien caractérisée; guérie complètement.

13° Mme veuve de Frayssinhe, de Montpellier, département de l'Hérault, venue exprès; amaurose torpide, aveugle presque; aujourd'hui elle lit et écrit, au grand étonnement de ceux qui l'avaient soignée et vue dans son triste et déplorable état.

14. Mme veuve Roudier, également de Montpellier; gérontoxon avec des opacités qui couvraient la cornée transparente et une ambliopie amaurotique, vue presque éteinte ; guérie. La cure de Mme M. de Frayssinhes détermina cette dame à s'adresser à nous.

15° Mlle Michel Médecin, rue de Clichy, 9; taies profondes de la cornée, abus du nitrate d'argent, presque aveugle, remise en état de lire, écrire et broder.

P. S. Si la discrétion ne s'y opposait, nous pourrions citer des notabilités dans toutes les professions, voire médicales, et chez des personnes dont les caractères ne peuvent être soupçonnés.

CITATIONS NOTABLES

DE QUELQUES MALADES TRAITÉS AVEC SUCCÈS

A MADRID.

1° Señor don Jose Ramirez : amaurose congestive ; aveugle pendant quelques jours, et guéri complétement.

2° Madame la vicomtesse de Jorbolan, fondatrice et directrice de las Désamparadas. Dans ce couvent nous avons guéri des pensionnaires atteintes d'amauroses, de kératites et de staphylomes.

3° Son Excellence, M. de Cañedo capitaine général de Madrid : amaurose irritative, guéri, et si bien, qu'il put aller prendre la capitainerie générale de la Havane.

4° Son Excellence M. don Pedro Salas de Omaña, sénateur du royaume; Gérontoxon ou Arc Sénile, obscurcissement de la cornée. Guéri.

5° Son Excellence Mme la princesse d'Anglona : albugo, et amblyopie amaurotique. Guérie.

6° Son Excellence M. le comte de Pinohermosa, mayordomo-mayor de S. M. la reine des Espagnes amaurose; torpide. Guéri.

7° Son Excellence M. le comte de Villanueva, intendant général de la Havane, sénateur du royaume, et conseiller Royal. Amaurose congestive. Guéri.

8° Mme Pierre Soulé. Femme de l'ambassadeur des États-Unis; amblyopie amaurotique. Guérie.

9° Senor don Carlos Maria Pontet, banquier. Amaurose à l'état torpide. Guéri.

10° Senor de Cebrian, chanoine du chapitre de Séville, atteint de cataractes amaurotiques. Guéri après onze mois.

11° Senor Ibanes de la Renteria, oficial mayor del tribunal supremo de guerra y Marina. Kératite avec ramollissement et obscurcissement de la cornée. Guéri après six mois.

12° M. l'abbé Ramonet, professeur de langues ; kératite, avec amblyopie amaurotique. Guéri.

13° M. Delcher Santiago, un des chefs du café suisse, kératite ulcéreuse avec opacité de la cornée. Guéri en quatre mois.

14° Señor Delgado, commandant del 14 de America. Aveugle pendant six mois par kératite ulcéreuse avec déformation de la cornée. Guéri radicalement.

15° Señor don Carlos Martin, jefe de musica del 14 de America... aveugle également: même cas et même succès.

16° Señor Emiera, ex-inspecteur des douanes, et señor don Pedro de Encina, juge. Kératites ulcéreuses avec déformation, obscurcissement et ramollissement de la cornée, aveugle presque, guéri radicalement, au grand étonnement de tous.

17° M. Acevedo, ex mayordomo de S. M. la reine-mère, et ex-intendant de Porto Rico. Amplyopie amaurotique. Guéri.

P. S. On pourrait en citer mille autres, et parmi beaucoup de médecins ; mais le centième suffirait et au-delà pour mettre au-dessus de toute contestation la propriété absorbante des membranes de l'œil sur laquelle nous avons établi notre traitement spécial.

Lepine, chimiste ophthalmologiste.

Paris, imp. Moquet, rue de la Harpe, 92.

9 782019 286408